DE

LA PROTHÈSE

APPLIQUÉE AU

TRAITEMENT DES EMPYÈMES

DE L'ANTRE D'HIGHMORE

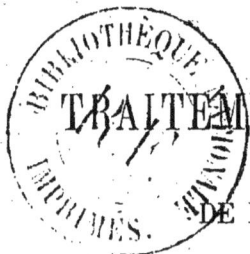

PAR

Le Dʳ Simon DUNOGIER

(DE BORDEAUX)

BORDEAUX

GOUNOUILHOU IMPRIMEUR DE LA FACULTÉ DE MÉDECINE

11 — RUE GUIRAUDE — 11

1896

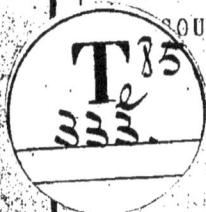

DE

LA PROTHÈSE

APPLIQUÉE AU

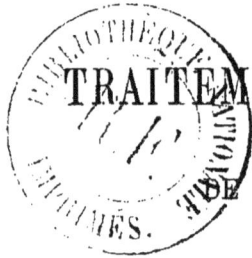

TRAITEMENT DES EMPYÈMES

DE L'ANTRE D'HIGHMORE

PAR

LE Dr SIMON DUNOGIER

(DE BORDEAUX)

———— >—< ————

BORDEAUX

G. GOUNOUILHOU IMPRIMEUR DE LA FACULTÉ DE MÉDECINE

11 — RUE GUIRAUDE — 11

—

1896

DE
LA PROTHÈSE

APPLIQUÉE AU

TRAITEMENT DES EMPYÈMES

DE L'ANTRE D'HIGHMORE

Les empyèmes du sinus maxillaire sont beaucoup plus fréquents qu'on ne le pensait autrefois. Un certain nombre de malades traités pour des névralgies faciales rebelles unilatérales, pour des coryzas atrophiques que rien ne modifiait, pour des affections gastriques tenaces, pour des érysipèles de la face à répétition, etc., étaient en réalité atteints de suppuration de l'antre d'Highmore. Sans vouloir passer ici en revue les symptômes auxquels donne lieu l'empyème du sinus maxillaire, nous dirons simplement que souvent il passe inaperçu et doit être recherché avec soin. Ajoutons que sa guérison a rarement lieu spontanément et qu'il est indispensable d'assurer le libre écoulement du pus au dehors, en même temps qu'on pratique la désinfection de la muqueuse qui suppure.

Les lavages par l'orifice naturel, dans le méat moyen, ne sont qu'exceptionnellement suffisants pour amener la cessation de la formation du pus. Tout au plus s'ils peuvent, dans certains cas, aider à faire le diagnostic de la maladie.

Nous ne nous étendrons pas sur la pathogénie de

l'affection; qu'elle soit d'origine nasale ou consécutive
à une lésion dentaire, peu nous importe. Il nous suffit
de connaître l'existence de l'empyème; alors l'ouverture artificielle s'impose.

Cette ouverture peut être pratiquée par la *voie
nasale* ou par la *voie buccale*.

Ouvrir le sinus par le méat inférieur, soit à l'aide
d'un trocart, soit au moyen d'une pointe galvanique,
constitue une opération facile, mise à profit surtout
pour confirmer le diagnostic d'empyème. Vouloir
guérir un malade en lui lavant l'antre par cette voie
est souvent irréalisable. On sait, en effet, qu'il ne
suffit pas d'ouvrir et de laver une fois, deux fois, dix
fois le sinus pour amener la guérison de l'immense
majorité des empyèmes; les lavages et la désinfection
de la cavité doivent être faits journellement et souvent
pendant des mois et des années, avant de voir la
suppuration se tarir. Fort rarement, le malade peut
arriver lui-même à pratiquer ces manœuvres et le
concours du spécialiste est indispensable pour intro-
duire la canule. Cette seule raison a suffi pour rendre
la voie nasale peu pratique et inciter les rhinologistes
à créer une ouverture en un autre point.

La voie buccale était tout indiquée; le sinus peut
être abordé de deux façons : par le *rebord alvéolaire*
et par la *fosse canine*.

Dans cette dernière méthode, on incise la muqueuse
dans le repli labio-gingival; on pénètre, au moyen du
bistouri ou mieux du thermocautère, jusqu'à la fosse
canine et on perfore le sinus par la paroi antérieure.
L'ouverture ainsi faite amène fréquemment une
fluxion assez considérable de la joue, les lavages se
font mal et les manœuvres qu'ils nécessitent occasion-
nent quelquefois pendant plusieurs mois des douleurs
violentes.

Dans la méthode alvéolaire ou procédé de Cooper, rien n'est plus simple. On fait l'extraction de la première grosse molaire ou de la deuxième prémolaire, et, après cicatrisation complète, l'orifice artificiel sera créé à l'emplacement de la dent extraite ; s'il s'agit de dents cariées, on n'hésitera pas devant leur sacrifice et on n'aura pas beaucoup de peine à décider le malade à s'en défaire. Malheureusement, cette condition est loin d'être la règle et on voit souvent un empyème du sinus maxillaire coexister avec une intégrité parfaite des dents de la mâchoire supérieure. Devant une denture bien rangée, sans aucune trace de carie, irréprochable, le spécialiste hésitera souvent à en détruire l'harmonie et abandonnera cette voie d'élection pour la voie canine, toujours au détriment du malade. Si le chirurgien, ne tenant pas compte de la denture, se décide pour la voie alvéolaire, il aura à lutter contre le malade qui ne voudra pas se laisser sacrifier une dent. Chez les femmes surtout, pour lesquelles la coquetterie, sans parler des troubles de la mastication, est une raison suffisante, il aura fort à faire. Bien que les avantages procurés par un lavage quotidien facile compensent largement le sacrifice d'une dent saine, elles ne se décideront souvent qu'à contrecœur. Peut-être que si on leur promettait de reconstituer totalement la perte de substance au moyen d'un petit appareil léger, peu gênant, réussirait-on mieux auprès de cette majeure partie de la société et abrégerait-on ainsi la durée de leur affection.

Malgré le grand vide qu'occasionne l'extraction de la première grosse molaire, la plus volumineuse des dents supérieures, grâce à sa déclivité, l'ouverture alvéolaire est la voie d'élection et elle la restera encore longtemps, jusqu'au jour où on ouvrira peut-être largement le sinus par la paroi antérieure.

On a reproché à ce procédé la facilité avec laquelle l'orifice tend à s'oblitérer et la difficulté d'empêcher les matières alimentaires de pénétrer dans le sinus. C'est pour obvier à ces inconvénients que nous préconisons un petit appareil prothétique, imaginé sur les instigations de M. le D͏ʳ Moure. Cet appareil, qui fait le sujet de ce travail, nous allons le décrire et le présenter au public médical, sûr d'avance de l'accueil qui lui est réservé.

Historique. — Avant d'entreprendre la description de notre appareil, nous croyons nécessaire de dire quelques mots des différents procédés qui l'ont précédé.

Quand on consulte les auteurs classiques pour connaître les différentes manières de conserver perméable l'orifice alvéolaire, tout en empêchant les matières alimentaires de pénétrer dans le sinus, on est tout étonné de ne trouver que quelques renseignements obscurs et de peu d'importance ; la sonde en argent et le tampon d'ouate sont les seuls moyens utilisés. C'est à peine si les auteurs spéciaux donnent quelques indications.

Harris et Austen [1] préconisent une bougie à demeure ou une canule de plomb ou d'argent, en recommandant de la fixer aux dents voisines.

Salter [2] propose d'adapter une plaque métallique à la bouche avec un petit tube destiné à s'engager dans l'ouverture, tube qu'on peut fermer à volonté avec du liège et à travers lequel on poussera les injections.

Schubert [3] conseille d'appliquer une plaque en ébonite munie d'une petite cheville pénétrant dans l'orifice.

Moldenhauer [4] recommande de maintenir l'ouverture béante en y plaçant un tube qu'on attache aux dents voisines avec un fil.

Luc (⁵) conseille de boucher la fistule au moyen d'un fragment de l'une de ces sondes pleines, en gomme, à l'extrémité renflée en forme d'olive, imaginées par le professeur Guyon pour l'exploration de l'urètre, et de ne conserver de cette sonde que l'extrémité à bout renflé, avec une longueur de tige de cinq à six centimètres.

Gapin (⁶) prétend que les canules sont mal supportées par la plupart des malades et semblent causer une irritation constante de cette région. Il préconise le procédé de Luc.

Jeanty (⁷) est un peu plus explicite. Il conseille une ouverture très petite, dont les bords jouent alors le rôle de soupape. Chez deux de ses malades, il s'est servi d'appareils prothétiques, d'un obturateur en or et d'une plaque de vulcanite portant une cheville creuse en or. Du reste, voici textuellement ce qu'il dit à ce sujet :

Obs. I. — Un habile dentiste lui a obturé les deux petits trous du rebord alvéolaire au moyen de deux pivots en or soudés à des plaques en or, afin qu'il ne se produise pas une infection des antres par la bouche et que les deux orifices artificiels restent béants.

Obs. XVIII. — Un dentiste a construit pour elle des plaques dentaires en vulcanite devant s'appliquer des deux côtés du maxillaire supérieur. Chacune de ces plaques est munie d'un tube métallique s'adaptant aux orifices artificiels des deux rebords alvéolaires. A l'aide d'une petite seringue terminée par un embout très étroit, la malade arrive à faire elle-même les lavages de l'antre sans aucune douleur.

Capdepont (⁸) conseille l'emploi de la canule à opercule, qui rend les injections faciles pour le malade,

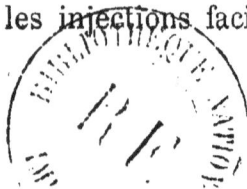

non douloureuses et qui empêche la pénétration des aliments.

On voit que tous les moyens préconisés jusque-là étaient peu faits pour séduire le spécialiste; aussi aujourd'hui, ils ont presque tous abandonné les diverses canules à demeure, et la plupart se servent d'un petit clou en ébonite pénétrant à frottement dur dans la perforation; il est muni d'une tête qui lui sert de cran d'arrêt. Mais son introduction et sa sortie sont douloureuses au début; à la longue, il devient lâche, les malades se plaignent qu'il ne tient plus et, souvent la nuit, ils le trouvent dans leur bouche, craignant de l'avoir avalé.

Quelques praticiens, pour remédier aux inconvénients du clou en ébonite, ont imaginé un clou bivalve qui, une fois introduit dans l'orifice, s'applique grâce à un ressort contre les parois. Mais si ce prétendu perfectionnement augmente la fixité de l'appareil, il est peu fait pour diminuer la douleur de son maintien, car souvent sur les parois de la perforation viennent s'épanouir des filets des nerfs dentaires dont l'excitation est atrocement douloureuse.

Dans ces derniers temps, de Marion [9] a conseillé d'adapter aux appareils dentaires une sonde métallique qui pénétrera dans le trajet fistuleux et communiquera avec la cavité du sinus. Il reconnaît que c'est Paul Dubois qui a, le premier, exécuté des pièces de ce genre et il attribue à Ronnet l'idée d'avoir ajouté une dent pour obturer la sonde. De Marion indique de se servir d'or, de caoutchouc durci ou de platine. Pour faire les lavages, il suffit d'enlever le mandrin portant la dent; de cette façon il n'est pas nécessaire d'enlever l'appareil chaque fois.

De Marion n'a eu en vue, pour l'application de son appareil, que les mâchoires grandement délabrées; il faut avant tout un dentier auquel on soude après coup des sondes métalliques, ou si ce dentier n'existe pas, il faut le faire de toutes pièces. Mais il n'a pas songé au cas où la mâchoire est intacte et où la perforation nécessite le sacrifice d'une dent saine. C'est précisément ce cas qui a attiré notre attention et a été le but de tous nos efforts.

L'appareil préconisé par de Marion peut se réduire, à part le dentier bien entendu, à la canule à demeure préconisée par beaucoup de praticiens avant lui; c'est, en somme, la canule à opercule de Gouguenheim, de Politzer, dans laquelle l'opercule est remplacé par un mandrin portant une dent et pénétrant dans la canule. De ce fait, il présente tous les inconvénients des canules à demeure. Nous pensons que les lavages doivent se faire bien difficilement, ou alors il faut donner à la perforation un diamètre bien considérable. De plus, à la longue, le mandrin, pénétrant à frottement dans la sonde, devient lâche et finit par tomber comme le clou en ébonite. Aujourd'hui précisément, où on tend à faire des ouvertures larges, il vaut mieux, croyons-nous, se servir d'un appareil d'une seule pièce, bien fixé et facile à enlever en entier pour faire les lavages. L'orifice de pénétration sera ainsi plus considérable et, à la suite du lavage, le liquide de retour ne déposera pas ses éléments septiques sur la sonde métallique, de façon à créer là et au niveau de l'orifice une source nouvelle d'infection.

Comme ces appareils, pour être supportés, ne doivent blesser ni la gencive ni les bords de l'orifice, comme parfois la perte de substance est assez considérable, il faut les faire le plus légers possible. Comme, d'un autre côté, il faut une articulation parfaite, nous pensons que les métaux précieux, non seulement à cause de leur prix, mais aussi à cause de leur poids et de la difficulté d'avoir surtout un pivot métallique suffisamment léger, doivent être laissés de côté. C'est pourquoi nous préconisons le caoutchouc pour la con fection de ces appareils, qui se font d'une seule pièce, y compris le pivot. Les difficultés de leur fabrication résident dans l'exactitude de l'empreinte et le coulage du modèle en plâtre.

DESCRIPTION DE L'APPAREIL. — Notre appareil n'a pas seulement été conçu théoriquement, nous l'avons aussi appliqué sur le malade. M. Moure a bien voulu présenter à la Société d'Anatomie et de Physiologie, dans la séance du 13 avril 1896, une de ses malades sur laquelle nous avions appliqué un appareil de ce genre. Nous ne pouvons pas encore donner les résultats tardifs de son application; néanmoins, dès à présent, nous pouvons affirmer que l'appareil est bien supporté, qu'il ne provoque aucune douleur et surtout, fait important, qu'il permet la mastication jusque-là impossible.

L'appareil que nous allons décrire n'a pas été appliqué sur le malade; c'est un appareil type qui nous servira de modèle. Aussi, nous tenons à faire remarquer que, dans la figure qui va suivre, nous nous sommes servi pour l'appliquer de l'emplacement des deux prémolaires extraites déjà depuis longtemps. L'espace laissé libre par cette extraction avait un peu diminué, de sorte que nous avons agi comme si l'extraction avait porté sur la première grosse molaire.

Dès le début, nous nous sommes heurté aux difficultés de sa fabrication : la prise de l'empreinte exacte, sans laquelle l'appareil ne serait pas supporté, et le coulage du modèle en plâtre.

La prise de l'empreinte doit comprendre, non seulement l'arcade maxillaire, mais encore la perforation dans toute sa longueur. Pour cela, nous nous sommes

servi du clou en ébonite que portait déjà la malade, et
nous avons pris l'empreinte de sa tête tout en prenant
celle de l'arcade. Une fois l'empreinte enlevée, il nous
a suffi de mettre le clou à sa place pour couler le
plâtre.

Le coulage du modèle en plâtre demande surtout
beaucoup de précautions. Le clou n'étant pas suffisamment fixé dans l'empreinte, il faut agir doucement
et avec lenteur, en donnant au plâtre le temps de se
solidifier pour maintenir le clou, car la moindre dévia-
tion nécessite une reprise d'empreinte.

Une fois ces deux stades de la fabrication franchis,
le reste s'effectue comme pour les appareils dentaires
en général.

Notre appareil *(fig. 1)* est en caoutchouc durci;
nous avons dit plus haut les raisons qui nous ont
décidé à choisir cette substance.

Il se compose :

1° D'un pivot P pénétrant sans frottement dans la
perforation. Il doit être assez long pour arriver jusqu'à
l'orifice interne et l'empêcher de se cicatriser.

2° D'une partie principale faisant corps avec le
pivot. Cette partie principale est moulée sur le rebord
du maxillaire et occupe tout l'espace laissé libre entre
les dents voisines ;

3° De deux prolongements : l'un A dans le vestibule
de la bouche en caoutchouc rose imitant, autant que
faire se peut, la couleur de la gencive; l'autre B sur
la voûte palatine, contournant le collet de la dent ou
des dents voisines et s'étendant sur une largeur de
sept à huit millimètres. Ces deux prolongements vont
en s'amincissant jusqu'à sembler se confondre avec la
muqueuse ; grâce à cet amincissement progressif et au
poli parfait de l'appareil, il n'y a aucune source d'irritation pour les muqueuses de la voûte palatine, du
vestibule et même pour la langue ;

4° D'une dent *D,* choisie convenablement, suivant que l'extraction a porté sur une grosse molaire ou sur une prémolaire. Cette dent est enchâssée dans la vulcanite et articule d'une façon parfaite avec les antagonistes de la mâchoire inférieure ;

5° D'un crochet en or *C,* qui permet la complète fixité de l'appareil. Ce crochet est inséré dans le caoutchouc sur une longueur de trois à quatre millimètres, sur le prolongement de la voûte palatine. Il contourne sur une longueur de deux à trois millimètres, en *C' (fig. 2),* la face linguale de la dent ; puis il devient libre, rase la face médiane de la même dent au niveau du collet, pour venir s'épanouir sur la face buccale, qu'il contourne dans presque toute sa longueur. C'est ce défaut de fixité sur les faces médiane et buccale qui permet au crochet de faire ressort et facilite l'enlèvement et le replacement de l'appareil.

Comme on le voit, d'après nos deux figures, l'appareil que nous avons imaginé est d'un tout petit volume ; il ne doit en aucune façon être incommodant pour les malades.

Il présente les avantages suivants :

1° Il est fixe ; il prend son point d'appui sur les deux dents voisines, entre lesquelles il pénètre à frottement doux. Cette fixité est augmentée par la présence du crochet en or faisant ressort. Il ne possède aucun mouvement de latéralité, par conséquent ne peut déterminer d'irritation, soit par sa partie principale, soit par son pivot ;

2° Il s'enlève et se remet avec facilité ;

3° Il empêche la pénétration des matières alimentaires dans le sinus ;

4° Il permet les irrigations quotidiennes sans aucun embarras ;

5° Il réunit tous les avantages des dentiers partiels ordinaires ; il est léger tout en étant solide ; il permet

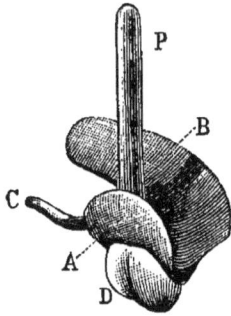

FIG. 1

OBTURATEUR PROTHÉTIQUE
POUR SINUS MAXILLAIRE

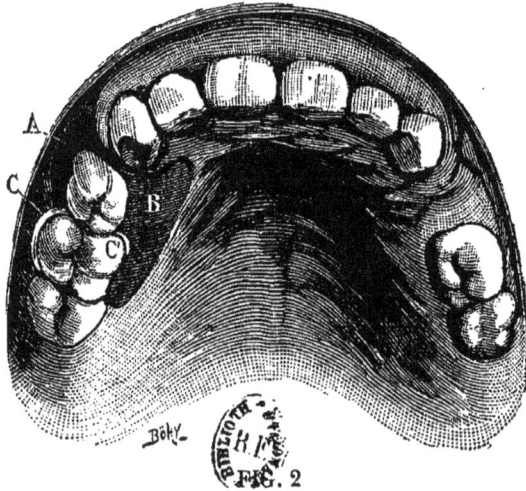

VUE DE L'APPAREIL
EN PLACE

la mastication, conserve l'esthétique de la bouche et empêche les déformations de la physionomie en évitant ces dépressions qui se font au niveau des dents extraites.

CONCLUSIONS. — 1° La voie alvéolaire doit rester la voie d'élection pour les perforations de l'antre d'Highmore.

La perforation par la fosse canine ne devra se faire qu'exceptionnellement, pour ne pas dire jamais.

2° Le chirurgien n'hésitera plus devant le sacrifice d'une dent saine. Il n'aura plus à lutter contre les hésitations du malade, qui se décidera sans trop de peine à ce sacrifice, en apprenant que la prothèse permettra de dissimuler la perte de sa dent et d'assurer pendant tout le cours de son traitement la perméabilité de l'orifice alvéolaire.

3° L'appareil que nous préconisons est bien supporté; il est léger, peu gênant, conserve l'esthétique et permet toutes les fonctions de la bouche.

4° Une fois la suppuration tarie, pour permettre à l'orifice de s'oblitérer, on transforme l'obturateur en dentier partiel simple par la résection du pivot.

BIBLIOGRAPHIE

(1) Harris et Austen. *Traité théorique et pratique de l'art du dentiste*. Trad. Andrieu, 1874.

(2) Salter. *Pathologie et Chirurgie dentaires*, 1874.

(3) Schubert. Ueber Empyem der Highmorshöhle (mittelfränkischer Aerztetag in Nürnberg; Sitz. vom 27 juli 1889) (*Münch. med. Woch.*, p. 33, 1889).

(4) Moldenhauer. *Maladies des fosses nasales*, 1888, p. 210.

(5) Luc. *Archives internationales de Laryngologie, Rhinologie et Otologie*, n° 1, 1891.

(⁶) Gapin. *Contribution à l'étude des abcès du sinus maxillaire*. Th. de Paris, juillet 1891.

(⁷) Jeanty. *Empyème latent de l'antre d'Highmore*. Th. de Bordeaux, 1890-91.

(⁸) Capdepont. *Contribution à l'étude de l'empyème du sinus maxillaire*. Th. de Paris, juillet 1894.

(⁹) De Marion. De la prothèse dans le traitement des fistules chirurgicales du sinus maxillaire (*Arch. intern. de Laryng., de Rhinol. et d'Otol.*, n⁰ 1, 1895).

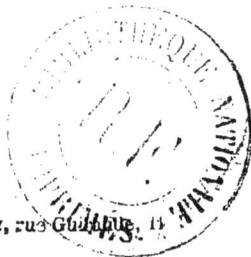

Bordeaux. — Imp. G. Gounouilhou, rue Guillaume, 11.

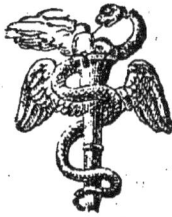

www.ingramcontent.com/pod-product-compliance
Lightning Source LLC
Chambersburg PA
CBHW050428210326

41520CB00019B/5843